LE CHOLÉRA

A

MARSEILLE.

SECONDE INVASION
1835.

LE CHOLÉRA

A MARSEILLE.

SECONDE INVASION.

En écrivant l'histoire de la première invasion du choléra, (1) nous étions loin de croire que quelques mois après, nous assisterions à des scènes de deuil bien autrement lugubres que celles qui ont signalé l'explosion du mal dans nos murs. La première fois, les victimes furent peu nombreuses, c'était plutôt la nouveauté du fléau, l'impression produite par tant de tableaux sinistres que nous avions vus dans les journaux, l'incertitude de la marche du choléra, qui causaient nos craintes, que la réalité des ravages de la maladie. Le mot de choléra, murmuré d'abord aux oreilles, prononcé ensuite plus clairement, inscrit après dans les journaux, et finissant par prendre un caractère officiel, suffisait pour jeter dans les esprits d'incroyables angoisses ; on savait l'ennemi autour de soi, chaque matin, une victime était annoncée, le mal frappait des coups isolés, rares ; un jour c'étaient trois ou quatre décès, le lendemain un seul, qu'on attribuait au choléra ; pourtant des chiffres si exigus ne rassuraient guères ; plus tard le chiffre cinquante a été accueilli avec des frémissemens de joie ; alors, au début de la première invasion, la consternation était grande, même quand le mal, dont la présence à Marseille se trouvait constatée, fesait une courte pause.

Cette irrégularité dans les cas, le peu de violence que la maladie affectait, permirent aux feseurs de systèmes de se livrer à de longues discus-

---

(1) Voir *le Choléra à Marseille*, par MM. Joachim Franc et Louis Méry, 1835.

sions sur un fléau qui semblait avoir perdu son é nergie sous la tiède température de notre ciel ; bien que la réunion des symptômes auxquels le choléra se fait reconnaître eût été remarquée dans ceux des individus , surtout, dont la mort avait été la plus prompte , il y avait des docteurs qui ne voyaient qu'une maladie ordinaire dans cet atroce fléau, une maladie commune à nos contrées, et dont des combinaisons atmosphériques locales avaient pu exagérer la malignité. Les docteurs qui refusaient au choléra l'effrayante épithète d'asiatique triomphèrent presque , quand , après quelques journées faiblement meurtrières du mois de mars , le mal alla en déclinant, et eut l'air de consentir à accepter comme la date officielle de sa complète disparition, le trente-un de ce mois. Voilà la ville rassurée , les émigrés rentrés, Marseille a subi le fléau , elle l'a combattu par son ciel, sa mer , ses habitudes d'ordre et de propreté, ses excellens moyens hygiéniques ; il y a bien eu quelque deuil dans des familles , mais on doit se féliciter d'avoir eu si peu de pertes à déplorer ; le choléra s'est radouci, ce n'est plus là le monstre qui , après quelques jours de tatonnement et d'incubation , frappe, précipite ses coups, et ne se repose un instant que pour mieux éclater dans l'effroyable recrudescence.

Alors, des docteurs nous disaient : « En 1348, l'Europe ressembla à ces plaines indiennes, que le Gange et tous ses affluens, à l'époque des pluies, transforment en de fétides marais. Nous savons tous, que la maladie terrible qui décime presque le Midi repose sous ces forêts de plantes aquatiques, où se traînent, en bravant le fléau qui les aime , tant de reptiles immondes ; or , à la date rappelée plus haut, l'Europe fut inondée par tous ses fleuves, fut couverte d'un immense déluge d'eaux , une humidité froide flottait sur ces marais improvisés, sur ces lacs impurs creusés à force de pluies, à force de débordemens dans les campagnes, autour des villes; de tous ces marais, de tous ces lacs s'élança un fléau que l'Europe appela la fièvre noire, que Boccace décrivit, que Pétrarque insulta amèrement dans ses sonnets , il lui avait ravi sa maîtresse, Laure de Sade. Jamais , dit Mathieu Villani (1), peste plus terrible n'avait désolé le monde ; cette peste faucha tant de villes , amoncela tant de cadavres que les imaginations des hommes chancelèrent ; les savans se rassemblèrent , discutèrent et donnèrent libre carrière aux plus fantasques idées ; ils s'écrièrent que cette peste était un feu , un feu miraculeux, la flamme qui brûla Sodome et Gomorrhe, passant avec ses reflets sombres, dans les nuées, et dévorant les hommes. L'Europe toute agonisante sur les bûchers de ses peuples, attendait la décision du collége de médecine de Paris; ce collége se recueillit et prononça que l'on mourait, parce que les étoiles et le soleil avaient livré bataille à la mer, que ces mouvemens tumultueux , ces formidables chocs entre ces puissantes créatures avaient altéré l'air, et que cette altération avait produit le fléau ; eh bien ! ce collége, sous une forme hyperbolique et poétique, avait deviné ce que notre siècle, qui a une si haute opinion de lui-même, cherche encore en tatonnant dans la splendide nuit de son ignorance. La peste du quatorzième siècle était produite par l'altération de l'air, et cette altération venait, non d'une illiade céleste , ce qui est absurde , mais de ces pluies, de ces inondations qui grondèrent et écumèrent sur toute la surface de l'Europe. L'Europe était devenue la presqu'île du Gange, elle l'est encore devenue de nos jours.

O vous qui étudiez la marche du choléra , qui croyez avoir entendu les battemens d'aîles du monstre, quand repu de ses repas indiens , il se souleva de la vase qui le couvrait , pour prendre son essor vers nos contrées septentrionales , ne vous rappelez-vous pas ces longs récits d'inondation qui depuis quinze ans débordent dans nos journaux : Pétersbourg noyée, Moscou noyée, la Sprée et l'Oder épouvantant la Prusse de leurs cataractes , nos rivières , en France déchaînant leurs eaux dans nos plaines, et avant et après des torrens de pluie qui font surgir des lacs à l'improviste ? Ne serait-ce pas là l'origine du choléra , nos contrées n'auraientelles pas subi , par l'effet de causes inconnues, une atmosphère pareille à

(1) Liv. 1er C. 1 et 2.

celle que forment dans l'Inde , six mois de pluie. » A ces docteurs en succédaient d'autres qui vous disaient :

« Le choléra est contagieux , il se transmet par le contact , comme la peste , il repose , endormi en apparence , dans le duvet, dans les hardes , dans les ballots de marchandise; des effets militaires venus d'Oran l'ont importé à Marseille; ces effets, imbibés de sueurs et de baves cholériques, sont devenus la robe de Déjanire , ils recelaient un poison invisible qui a envahi notre pays ; croyez-nous , l'air n'a point changé ses conditions , il est humide, sec, froid , chaud , mou , tendu comme d'habitude , analysez-le , vous n'y trouverez aucune altération ; quelle absurdité de faire promener le choléra dans les couches de l'atmosphère , ce voyage aérien est une des plus grandes sottises qne l'on ait imprimées et dites ! »

D'autres docteurs les remplaçaient et disaient :

« Non , mille fois non , le choléra n'est point contagieux , il est endémique , il se transmet par l'air, c'est un fluide électrique qui vous frappe, vous saisit au milieu de la foule , décolore votre sang , supprime vos humeurs , raccourcit vos nerfs et vous fait expirer dans le douloureux resserrement de votre économie animale. Le choléra n'est que cela. Il est habituellement dans l'Inde ; pourquoi y est-il ? Nous n'en savons rien ; il vient dans ce pays comme l'Upa , arbre poison dont le parfum tue; c'est un caprice de la nature , il s'est mis à voyager en 1817; d'où vient qu'il s'est mis à voyager ? nous n'en savons rien , toujours est-il qu'on vous tracera sur une belle carte son itinéraire , on vous le montrera partant des bords du Gange , suspendu entre le ciel et la terre , tuant des villes , dépeuplant des provinces , franchissant les monts Mogs , les monts Stavanoi , donnant un coup de son aîle à la Perse , un autre coup à la Russie, et fondant sur l'Europe , où on l'a vu éclater à la fois en divers lieux ! Maintenant il s'est établi dans le bassin de la Méditerranée , Marseille a été bâtie sur les bords de la Méditerranée , voilà pourquoi nous avons eu le choléra ! »

Après ces docteurs, venaient ceux qui dissertaient à perte de vue sur la *polarité*, ce qui n'éclaircissait pas mal la question.

Puis d'autres qui vous expliquaient l'invasion par l'effet de l'air sur des masses d'hommes, et de ces masses d'hommes sur l'air ; ceux-ci disaient :

« L'air se corrompt au souffle des hommes ; celui que l'on respire dans un hôpital est bien moins sain que l'air d'une ville, l'air d'une ville que l'air d'une campagne ; une eau devenue stagnante vicie son atmosphère, ainsi, des caravanes parties des lieux où le choléra a fait élection perpétuelle de domicile, altéraient les couches d'air sous lesquelles elles marchaient ; c'est par ce moyen que le choléra est venu en Perse et en Russie, les armées de l'autocrate l'ont apporté dans la Pologne, d'où les exilés de cette héroïque contrée l'ont disséminé sur tous les points de l'Europe. Au reste, presque tous les docteurs assurent que le choléra n'est point contagieux par l'effet du contact, car s'il était transmissible par ce moyen, on n'aurait pas remarqué que des villes voisines des lieux infectés, avec lesquels elles continuaient à entretenir de perpétuelles relations en eussent été exemptes, comment se serait-il fait que ce mal eût pu franchir les cordons sanitaires et pénétrer dans des endroits hérissés de lazarets et de baïonettes ? »

On risqua aussi, mais peu, l'insecte cholérique d'un médecin allemand et les nuages jaunes. Mais l'on continuait à se féliciter d'avoir payé un si faible tribut à ce monstre.

Pendant que tant de thèses contradictoires étaient soutenues avec talent et conviction, et que du choc de ces disputes ne jaillissait pas la vérité, le mal couvait sourdement dans notre ville ; on a prétendu plus tard que depuis sa première explosion le choléra n'avait pas abandonné notre ville, que les cas étant séparés les uns des autres par d'assez longs intervalles, ce mal avait perdu son caractère épidémique, de sorte que Marseille pouvait se regarder comme délivrée, malgré quelques coups foudroyans, mais isolés, que le fléau portait encore.

Un jeudi du milieu du mois de juin, époque de l'année où aucun ciel ne peut le disputer au nôtre en lumineuse transparence, en douce pureté, la ville fut peu à peu envahie par de fétides vapeurs, des brouillards bas et épais remplirent l'atmosphère ; on remarqua qu'ils venaient du côté de Toulon, et qu'ils semblaient avoir suivi la côte; à quatre heures du soir, ils étaient tellement denses, que du haut de la Tourette on entendait seulement gronder la mer, sans l'apercevoir, sous le voile qui la couvrait, et que la tour de Saint-Jean avait fini par disparaître dans un amas de brumes.

Dans ce moment, Marseille éprouvait les plus vives inquiétudes au sujet de Toulon, où le choléra avait déployé tant de fureur, aucune cité en Europe n'avait été plus maltraitée, aucune aussi n'avait offert le doulou_reux aspect qu'elle présenta, pendant les longs jours de son agonie. Les Toulonnais se dispersaient dans toutes les parties de la Provence ; déjà le choléra avait éclaté à St.-Chamas et dans des villages voisins ; puis il s'était montré dans d'autres localités peu éloignées de Marseille, de sorte que notre ville, où le mal semblait n'être pas encore retourné, se trouvait enlacée par un réseau de lieux infectés.

Enfin, le mal éclata d'abord, ses premières victimes furent des émi-grés de Toulon ; ce qui rassurait encore une population à peine remise de ses premières terreurs, on se persuadait que le germe reçu dans Toulon ne pouvait se développer avec beaucoup d'intensité dans nos murs chez des personnes venues de cette ville, et lorsque des habitans de notre cité se trouvèrent atteints, la rumeur publique les enrôlait obstinément parmi les émigrés de Toulon, car il en coûtait de repasser encore par cette triste voie de douleurs, d'anxiétés, d'espérances détruites, à peine abandonnée depuis quelques mois, il fallait se mettre à réapprendre la langue du choléra, se résigner à faire ces calculs toujours déjoués par le mal, à se replacer encore sous cette horrible incertitude du lendemain, et même à prévoir par l'effet du séjour obstiné du choléra parmi nous et de la dissémination de ses coups dans le Midi, des scènes de deuil pour Marseille égales à celles dont Toulon était affligé. On eût dit que le ciel avait perdu son élasticité, il pesait lourdement sur nos têtes, les vapeurs du soir et du matin nous semblaient menaçantes, et déjà les personnes que leur tempérament nerveux soumet à des impressions plus vives, commençaient à éprouver cet intolérable mal-aise que chacun, au reste, a ressenti à un degré plus ou moins fort.

Et ce triste mot de choléra était encore entré de vive force dans toutes les conversations, il avait encore rembruni toutes les figures, la réapparition du monstre dans nos murs n'était que trop certaine.

Cette fois-ci il ne se traîna pas languissamment pendant de longs mois entiers entre des chiffres peu effrayans; d'un bond il atteignit trente, quarante victimes par jour, à la promptitude, à la progession si rapide de ses coups, les hommes de l'art comprirent que le fléau allait éclater dans toute sa force; quelques jours lui suffirent pour arriver à un degré d'intensité égal, si non supérieur à celui qu'il a eu dans Paris.

Et, alors, toutes les craintes se réveillèrent, Marseille suspendit sa vie commerciale, elle commença à prendre des teintes sinistres qui chaque jour allaient se renforçant; les ports étrangers avertis de la réapparition du fléau dans nos murs cessèrent de nous envoyer leurs navires; cependant on se flattait toujours que le mal s'éteindrait dans ses derniers efforts; la seconde explosion était regardée comme une recrudescence retardée par des causes locales et qui touchait déjà à son terme. Quand on s'essayait à ces espérances, la maladie sévissait plus rigoureusement encore; ce n'était pas dans un seul quartier, dans des rues populeuses et sâles qu'il concentrait son action meurtrière; il était partout, partout il éclatait, démentant toutes les prévisions, déjouant tous les calculs de la science; on s'était imaginé que sa fureur ne montait au plus haut degré, que quand il se trouvait renfermé dans des rues étroites, entre des maisons sales et remplies d'une population malheureuse; eh bien! cette fois, il s'établis-

sait dans nos pins beaux quartiers et ravageait nos rues les plus saines , les mieux aérées. Rien ne peut se comparer à la bizarrerie de cette maladie ; on assurait que les vieillards, les personnes habituellement malades, les gens timides étaient le plus exposés à ses atteintes ; mais dans cette seconde invasion, le mal est encore venu, sous ce rapport, démentir les paroles de la science , il a broyé des personnes saines et bien constituées, et a épargné des valétudinaires ; les imprudens ont été quelquefois oubliés, tandis que ceux qui usaient de toutes sortes de précautions , ont souvent, succombé au milieu de l'attirail permanent de leurs préservatifs.

L'administration municipale prit toutes les mesures nécessaires afin de diminuer et de combattre les effets du mal. M. Jules Julliany, qui remplissait les fonctions du maire en l'absence de M. Consolat, appelé à Paris comme témoin dans le procès des accusés d'avril , se trouva à la hauteur de sa pénible mission, et malgré l'état d'une santé affaiblie par tant d'honorables travaux , il sut faire de sa place un poste de dévoûment et de courage. Les commissions furent réorganisées , les ambulances rétablies, tous les anciens services remis en vigueur. Marseille ne compta parmi ses fonctionnaires , aucune honteuse défection , il y eût chez eux redoublement de zèle, il croissait à mesure que le péril devenait plus grand, et pourtant , le fléau allait le mettre à de plus terribles épreuves.

A la première annonce du mal , M. Consolat avait quitté Vichy où il s'était rendu en quittant Paris , pour y commencer un traitement exigé par d'anciennes souffrances. Cet honorable magistrat vint reprendre ses fonctions au milieu de la ville désolée. L'éloge de sa conduite paraîtrait , peut-être , dans notre bouche, dictée par un sentiment de reconnaissance personnelle ; il nous suffira de rappeler que M. Dupin , président de la chambre des députés, donna une honorable publicité au dévoûment de notre maire.

Ce qui rend le choléra si épouvantable , c'est la célérité de ses coups ; vous serrez la main à un ami, quelques heures après on vous apprend sa mort. L'assassinat, le suicide ne sont pas plus prompts. Cette fois, ce n'était plus une dissémination de coups, c'était une explosion meurtrière qui se déployait dans toute la ville : les amis, les connaissances, les parens tombaient à vos côtés, mille à la droite, mille à la gauche ; la mêlée devenait générale, et alors, le deuil, un deuil comme Marseille n'en avait pas vu depuis sa peste de 1720, descendit sur nos rues; les journées des 24 et 25 juillet finirent dans les plus lugubres appréhensions; la mort était partout, elle était dans l'air, dans ces nuages qui, le soir, éclataient en tempêtes, elle semblait donner des notes lamentables à des vents chauds et violens, la pesanteur de l'atmosphère devenait insupportable.

Le dimanche qui suivit ces deux fatales journées ne s'effacera jamais de nos mémoires. Malgré toute l'activité déployée par l'administration, le service des inhumations fut, un instant, entravé; les caisses et les bras manquaient au transport des cadavres, et les cadavres augmentaient à chaque moment; le spectacle des rues eut quelque chose d'horriblement étrange. Des bières mal clouées laissèrent échapper le mort qui roulait nud sur le pavé; on jetait des cadavres à pelletées dans des tombereaux ; les voisins, les parens, les amis transportaient en toute hâte les corps dans la fosse commune, les sillons larges creusés par les fossoyeurs ne suffirent plus, on entassait les défunts dans les cimetières, et le vent en passant sur cet amas de morts, dispersait, dans l'air, l'odeur infecte des tombeaux : c'était l'épidémie, le fléau avec tous ces hideux accessoires; les rues n'avaient plus qu'une dolente population, celle des vivans qui portaient des morts, et des médecins courant auprès des malades ; les fenêtres, les portes restaient fermées, les maisons ne donnaient signe de vie, que pour rejeter les corps que le choléra y avait tués ; peu à peu tous les lieux publics furent clos, dans les cafés, dans les cercles, une morne solitude, le silence de la tombe était partout.

Ces momens d'un inévitable désordre n'eurent pas de durée ; on disposa des tombereaux pour le service des inhumations, trois jeunes gens

dont Marseille n'oubliera pas les noms : MM. Edouard Fabre, Henri de
Lascaze et Georges Boy de Latour furent chargés par le Maire de di-
riger et d'activer ce pénible service ; ils reçurent ce mandat et le tinrent
en hommes de dévoûment et de courage. M. Edouard Fabre occupait déjà
un poste périlleux auquel une unanimité de suffrages l'avaient placé, celui
de présider cette association d'héroïques jeunes hommes, que nous avons
connus sous le nom de *frotteurs.*

MM. de Lascaze, Boy de Latour et Edouard Fabre firent élection de
domicile au cimetière ; les traces de leur héroïsme y subsistent encore ;
elles sont conservées par ces longues tranchées qui partent de ces croix
noires sur lesquelles on lit : *Cholériques du mois de juillet*, *Cholériques du
mois d'août.* Les morts qu'on avait précipitamment entassés dans le cimetière, avant l'ouverture de ces larges tranchées, furent déposés dans de
vastes trous, que de hautes couches de terre en forme de *tumuli* gaulois
recouvrirent. Toutes ces mesures sagement combinées et habilement exé-
cutées ôtèrent à l'épidémie son caractère le plus rebutant.

L'émigration reprit avec plus de force que la première fois : non-seule-
ment les personnes aisées désertèrent la ville, mais la contagion de la
peur gagna toutes les classes, et toutes eurent leurs fuyards ; des familles
entières de pauvres ouvriers partirent, dans la précipitation de l'épouvante ; nos chemins étaient parcourus, nuit et jour, par la foule des émigrés ; on y rencontrait, à chaque pas, des charrettes chargées de meu-
bles ; le *sauve qui peut* était général, la douceur de la saison permit d'avoir
recours à des campemens, des familles bivaquèrent aux pieds des montagnes de Sainte-Marguerite, toutes les campagnes de la banlieue regor-
geaient d'habitans ; alors, l'aspect de la ville prit un caractère particulier,
presque toutes les boutiques étaient fermées, les quais vides de mar-
chandises, les rues à-peu-près désertes ; ce n'était point la physionomie ha-
bituelle au dimanche dans les villes du midi ; ce jour-là, si tout travail,
tout mouvement d'industrie est suspendu, du moins les habitans circulent

dans les rues et les animent ; mais pendant les dix jours qui ont suivi la fatale journée de ce dimanche de juillet, l'aspect du désert resta empreint sur Marseille ; qu'on se figure une grande ville vue à minuit , avec le soleil à la place des étoiles, et l'on aura une idée de l'air sombre et taciturne dont elle s'était revêtue pendant cette semaine de désolation. La vie ne battait plus dans cette ville si animée , le silence d'une cité biblique condamnée à mort par les formidables jugemens de Dieu était descendu dans elle, les vaisseaux semblaient avoir oublié la route de cette Tyr qui se mourait agonisante au fond de son golfe. Nous ressentions , tous, le contre-coup de ces douleurs qui torturaient tant de familles ; en passant devant les maisons où des scènes de deuil s'accomplissaient , on songeait à ces enfans, à ces femmes dont les yeux restaient secs , à force de pleurs, à ces effroyables douleurs qui s'étaient glissées dans tant de couches.

Les témoins de ces scènes se demandaient quel était ce fléau qui nous frappait ainsi , pourquoi certaines villes ont obtenu le triste privilége de sa venue , d'où vient qu'il revêt un caractère presque mystérieux et qu'on le dirait l'agent secret d'une invisible puissance ? Car c'est un mal qui jette d'incroyables angoisses dans l'ame ; à peine a-t-il pénétré dans le corps , que la terreur se lit tout-à-coup dans l'œil du malade. Le regard du cholérique exerce sur vous une sombre puissance de douloureuse sympathie , il luit tristement dans une flamme mourante ; le front se plisse, les joues deviennent terreuses, les jambes sont déjà la proie de ces crampes qui brisent et broient les nerfs , la voix perdant sa sonorité , s'échappe dans un sifflement glacé , aigu et plaintif, c'est la *vox exigua* du spectre de Job ; quelle atroce agonie! la vie disparaît peu-à-peu, dans chaque goutte d'un sang qui se dissout et se dénature ; alors , le corps revêt une couleur oubliée même par la tombe , une couleur bleue qui devance la putréfaction, qui cadavérise un corps vivant , qui rend squelette avant que la chair ait abandonné les os , c'est une révélation des mystères de ... le fois, avant la prise de possession du cimetière.

Le zèle des membres des commissions ne se ralentit jamais, celle du quartier des Grands-Garmes fit bénir, par les pauvres, les noms des citoyens honorables dont elle était composée. Des traits singuliers ont été recueillis dans ce long drame du choléra, chaque soir à quatre heures, le bulletin officiel des décès était, par les soins du maire, placardé à la porte de l'Hôtel de Ville; une foule, qui à mesure que le mal diminuait, grossissait chaque jour, attendait, devant cette porte, le moment de la communication de ce chiffre; il fallut des sentinelles pour l'empêcher de prendre d'assaut les paisibles bureaux de l'état civil, sa curiosité difficilement contenue se manifestait en trépignemens et en cris, on eût dit que quelques minutes de retard la privait d'un spectable impatiemment attendu. Un jour, il y eut enfin une diminution considérable dans les décès. Ce chiffre imprévu fut accueilli par des salves d'applaudissemens. Ce n'était donc que devant les portes de l'Hôtel de Ville qu'un peu de bruit se fesait, tout se taisait ailleurs.

Presque, chaque, soir un singulier phénomène électrique se manifestait dans les couches inférieures de l'atmosphère. D'abord, de sombres nuages envahissaient l'air et se suspendaient sur nos montagnes, puis un feu vif et clair les entr'ouvrait du côté de l'est; par rapides intervalles, ce feu courant comme un long météore sur les cimes des nuées accumulées, jetant une écharpe incandescente dans tout le pourtour de l'horison, ouvrait de longues perspectives embrasées et fesait rayonner l'atmosphère d'une clarté qui s'éteignait et renaissait comme par enchantement.

Le Choléra suivit sa marche ordinaire, il alla s'éteignant vers la fin d'août, mais la sécurité ne renaquit en ville que dans les derniers jours de septembre.

TABLEAU SYNOPTIQUE

DES

DÉCÈS CHOLÉRIQUES

DANS LA VILLE DE MARSEILLE ET LA BANLIEUE,

DU 6 JUILLET AU 31 OCTOBRE 1835.

DÉNOMBREMENT

DE LA POPULATION DE LA VILLE DE MARSEILLE, EN 1831.

Cantons de Justices de Paix.	Garçons.	Filles.	Hommes mariés.	Femmes mariées.	Veufs.	Veuves.	Militaires sous les Drapeaux.	TOTAL.	Population agglomérée dans l'enceinte de la ville.
1	2	3	4	5	6	7	8	9	10
1er	9410	11072	7227	7357	851	2714	190	38821	116157
2e	9088	10870	7105	7135	843	2638	184	37863	
3e	9519	11364	7408	7419	903	2767	193	39573	
4e	3468	3487	2359	2294	405	554	49	12616	2192
5e	2389	2454	1639	2079	261	377	26	9225	2923
6°	1845	1889	1196	1722	190	257	18	7117	
	35719	41136	26934	28006	3453	9307	660	145215	121272

NOTES.

Le total général indiqué dans la neuvième colonne, embrasse tout à la fois la population de la ville et celle de la banlieue. La dixième colonne a été établie pour faire connaître spécialement la population de la ville, de manière que la population tant de la ville, que de la campagne, doit être ainsi divisée :

La Ville.................................... 121272

La Campagne................................. 23943

Total parcil à celui qui est indiqué par la 9e colonne.. 145215

TABLEAU Synoptique des Décès Cholériques constatés à l'État-Civil de Marseille, pendant la seconde
invasion du 6 Juillet au 31 du mois d'Octobre 1835.

MOIS de Juillet.	DÉCÈS Cholériques.	DÉCÈS MALADIES Ordinaires.	TOTAL des Décès.	MOIS d'Août.	DÉCÈS Cholériques.	DÉCÈS MALADIES Ordinaires.	TOTAL des Décès.
1	—	10	10	1	68	21	89
2	—	18	18	2	81	30	111
3	—	14	14	3	64	30	94
4	—	8	8	4	60	19	79
5	—	10	10	5	62	17	79
6	1	9	10	6	36	21	57
7	1	10	11	7	32	26	58
8	1	13	14	8	23	15	38
9	3	5	8	9	37	18	55
10	3	19	22	10	18	15	33
11	12	10	22	11	23	16	39
12	14	17	31	12	20	19	39
13	16	8	24	13	15	13	28
14	26	15	41	14	9	20	29
15	19	10	29	15	18	18	36
16	25	25	50	16	7	12	19
17	44	17	61	17	13	12	25
18	38	13	51	18	8	12	20
19	39	13	52	19	12	4	16
20	42	17	59	20	12	9	21
21	44	18	62	21	10	13	23
22	58	21	79	22	13	11	24
23	81	13	94	23	17	5	22
24	121	18	139	24	18	13	31
25	205	29	234	25	30	16	46
26	173	24	197	26	15	13	28
27	125	20	145	27	9	14	23
28	96	33	129	28	9	13	22
29	125	29	154	29	9	13	22
30	88	28	116	30	8	11	19
31	76	26	102	31	7	11	18
TOTAUX.	1476	520	1996	TOTAUX,	763	480	1243

Suite du Tableau Synoptique des Décès.

MOIS de Septemb.	DÉCÈS Cholériques.	DÉCÈS MALADIES Ordinaires.	TOTAL des Décès.	MOIS d'Octob.	DÉCÈS Cholériques.	DÉCÈS MALADIES Ordinaires.	TOTAL des Décès.
1	7	11	18	1	4	12	16
2	6	11	17	2	3	9	12
3	9	10	19	3	1	7	8
4	5	15	20	4	—	7	7
5	5	14	19	5	2	16	18
6	4	13	17	6	—	9	9
7	18	11	29	7	6	9	15
8	24	12	36	8	3	13	16
9	14	8	22	9	—	7	7
10	8	6	14	10	1	7	8
11	19	11	30	11	1	12	13
12	8	11	19	12	2	8	10
13	10	11	21	13	1	5	6
14	11	6	17	14	3	9	12
15	8	9	17	15	1	8	9
16	9	5	14	16	2	9	11
17	6	5	11	17	1	14	15
18	1	9	10	18	2	9	11
19	2	5	7	19	—	4	4
20	2	7	9	20	3	15	18
21	2	6	8	21	—	11	11
22	5	8	13	22	—	11	11
23	—	10	10	23	1	12	13
24	—	8	8	24	—	13	13
25	2	8	10	25	—	2	2
26	1	10	11	26	—	3	3
27	2	10	12	27	—	11	11
28	2	12	14	28	—	10	10
29	4	8	12	29	—	6	6
30	—	5	5	30	—	17	17
				31	—	12	12
TOTAUX.	194	275	469	TOTAUX.	37	297	334

RÉCAPITULATION.

DÉSIGNATION DES MOIS.	DÉCÈS CHOLÉRIQUES.	DÉCÈS MALADIES ORDINAIRES.	TOTAL DES DÉCÈS.
Juillet.............	1476	520	1996
Août..............	763	480	1243
Septembre..........	194	275	469
Octobre	37	297	334
TOTAUX	2470	1572	4042

Notes à la suite des Tableaux Synoptiques, dressés à l'occasion de la seconde Invasion du Choléra-Morbus dans Marseille et sa banlieue, pour accompagner la description de la recrudescence de l'épidémie.

Dans la solution des questions posées dans les notes qui vont suivre, on a eu seulement en vue de compléter le travail auquel avait donné lieu la première invasion du Choléra à Marseille. La position administrative des auteurs ayant changé depuis, ils n'ont pu se procurer, pour la seconde époque, tous les renseignemens détaillés que présentait leur première brochure sur les noms, âge, condition sociale, domicile, profession et médecin de chaque cholérique.

On se rend aisément compte de l'impossibilité d'obtenir des détails aussi minutieux au milieu du désordre qui régnait partout où la mort, cette active et impitoyable moissonneuse, exerçait ses ravages et passait sa faux.

On se souvient que, pendant plusieurs jours, il était très-difficile de parvenir à l'inscription des déclarations de décès, à l'état civil, et qu'on fut obligé d'y placer des factionnaires pour empêcher la foule d'envahir les bureaux.

On suivra cependant, autant que le permettra l'absence de documens officiels, l'ordre qu'on s'était tracé dans la brochure qui parut en avril 1835, sous les auspices de l'autorité paternelle et bienveillante de M. le Maire de Marseille.

DURÉE DE LA MALADIE.

Total des décès causés par le Choléra et leurs rapports avec la population.

La durée de la seconde épidémie a été, pour Marseille, de 118 jours, du 6 juillet au 31 octobre.

Celle de la première invasion avait été de 111 jours, la différence de durée entre les deux époques est donc bien peu sensible.

Il n'en est pas de même du rapport de la mortalité entre les deux invasions.

C'est pendant 229 jours que le choléra a sévi dans cette ville.

A sa première apparition il avait frappé, seulement, 788 victimes

Dans la seconde invasion...................... 2,470 cadavres.
ont constaté sa présence.

C'est un total de........................... 3,258 personnes
qui ont succombé.

Les déclarations des cas cholériques faites par les médecins, les bureaux sanitaires, les hôpitaux et la banlieue, se sont élevées pour les trois mois de juillet, août et septembre, à 5007, comme on le voit à l'état synoptique relatif à ces déclarations.

La mortalité sur ce nombre a donc été d'un peu moins de moitié.

Le 1er cholérique décédé à Marseille, pendant la seconde invasion, fut un réfugié de Toulon, nommé Nicolas-François Glaize, calfat, âgé de 22 ans, fils de Victor et de Fortunée Fouque.

Les premiers symptômes s'étant déclarés pendant la route, il mourut peu de jours après son arrivée, le 5 juillet, rue d'Endoume, n. 4 ; son décès fut enregistré le lendemain 6, à l'état-civil. M. le médecin Trabuc l'avait soigné.

Nous avons dit que, dans la seconde invasion, le nombre des décès cholériques fut de.................................... 2,470

En y ajoutant les décès survenus pendant ce temps, par suite des autres maladies, au nombre de...................... 1,572

On aura le chiffre total des décès pendant ces 118 jours, de.. 4,042

La population de Marseille étant encore fixée à 145,215 individus par le recensement de 1831, c'est donc 2 7/8 des habitans par 1,000 que le fléau a moissonné.

INFLUENCE DU SEXE ET DE L'AGE SUR LA MORTALITÉ CHOLÉRIQUE.

Le sexe masculin compte 1,249 décès, et le sexe féminin 1,221.

Il y a à peu près parité; mais cependant un peu plus d'hommes que de femmes.

Dans la première période de la maladie, nous avions constaté un résultat inverse, puisque nous n'avions que 356 hommes pour 432 femmes. Pour les âges, les hommes qui ont été les plus atteints ont été ceux de 20 à 40 ans, et les femmes celles de 30 à 40 et de 50 à 60 ans.

Dans la première attaque du Choléra, nous avions remarqué que les hommes de 40 à 60 avaient été frappés en plus grand nombre, tandis que pour les femmes c'était de 60 à 80 ans.

MORTALITÉ DANS LES HOPITAUX ET LA GARNISON.

Sur les 2,470 décès cholériques constatés, les hôpitaux figurent pour.. 369

Dans la ville et dans la banlieue il y a eu 2,101 décès...... 2,101

Total.................. 2,470

Sur le nombre de 362 décès cholériques dans les hôpitaux, la population civile en a fourni................................... 279

La garnison.. 90

369

La mortalité dans les hôpitaux se divise de la manière suivante :

	Entrés malades.	Sortis guéris.	Morts.
Hôtel-Dieu............	486	215	271
Charité..............	108	21	87
St.-Lazare............	12	9	3
St.-Joseph............	6	1	5
Ste.-Françoise.........	7	4	3
	619	250	369

La garnison se composait du 62e régiment d'infanterie de ligne, du 4e régiment de la même arme, du 4e escadron du 11e régiment de chasseurs à cheval, et de la 13e compagnie de canonniers vétérans. Ces diverses troupes formaient un total de près de 5000 hommes.

On y a compté 244 malades cholériques sur lesquels 110 ont été atteints mortellement.

Le 62ᵉ régiment comparativement avec le 4ᵉ a eu un nombre presque double de malades et de morts.

INFLUENCE DE LA PEUR.

Dans la seconde comme dans la première invasion , la peur a exercé un empire absolu sur les imaginations ; elle a fait de nombreuses victimes.

Les émigrations ont été bien plus considérables en juillet, qu'elles ne l'avaient été au 2 mars.

Cette journée de 51 décès, dont le chiffre avait jeté l'épouvante dans la population , fut, dans la seconde irruption , considéré comme un nombre favorable lorsqu'on arriva à le comparer avec les fameuses journées des 23, 24 et 25 juillet , où on ne compta plus les morts que par centaines.

La journée du 25 juillet où on a constaté 234 décès, fut la plus meurtrière. Heureusement que de cette époque date la décroissance de la maladie.

La fuite de la moitié à peu près de la population, fut la conséquence de l'épouvante qui s'était répandue dans toutes les ames : aussi la désertion n'eut-elle pas de bornes. Grace à cette terreur qui eut l'avantage de diminuer l'encombrement des vieux quartiers et grace aussi aux mesures énergiques prises par l'autorité , secondée par le zèle et la philanthropie de toutes les personnes généreuses, la mortalité baissa d'un jour à l'autre d'une manière sensible , mais cependant avec quelques intermittences de récrudescence.

Aussi les émigrés ne rentraient pas.

Des avis de M. le Maire leur fesaient une loi de cette prudence, principalement dans leur intérêt.

Il s'agissait d'éviter une réaction de la maladie , qui leur aurait été sans doute funeste et en aurait ravivé le foyer.

INFLUENCE DE LA POSITION LOCALE.

Dans la 1ʳᵉ invasion , les quartiers les plus élevés , tels que ceux compris dans l'arrondissement de l'Observatoire et du Lycée, furent ceux qui donnèrent lieu à plus de remarques.

Le premier éprouva le plus grand nombre d'attaques mortelles du Choléra, le second en eut le moins.

La même observation a été faite dans la seconde invasion, le premier dont la population est évaluée à 16,500 habitans, a compté 395 décès cholériques. Le second n'a fait enregistrer que 104 morts; sa population n'est, il est vrai, que de 9,443 habitans. Il est encore vrai de dire que l'arrondissement de l'Observatoire est habité par la classe indigente, tandis que le Lycée a pour habitans une classe aisée, riche.

L'arrondissement de la Monnaie qui a 8,511 habitans, n'a eu que 137 décès, et celui du Grand Théâtre, dont la population est la même, a payé au Choléra un tribut de 198 personnes.

Mais l'arrondissement du Grand Théâtre est habité par une population que ses habitudes et son genre de vie placent particulièrement sous les influences de l'épidémie; tels sont les marins et les filles publiques, tandis que la population de l'arrondissement de la Monnaie est composé presqu'en totalité de rentiers ou de négocians, dont les habitudes sont plus uniformes et l'existence plus tranquille et plus douce.

ÉTAT DE LA MORTALITÉ CHOLÉRIQUE PAR PROFESSION.

		Ire INVASION.	2me INVASION.
1re Classe,	Professions libérales........	52	198
2e »	Professions commerciales....	81	220
3e »	Professions mécaniques.....	62	401
4e »	Professions salariées........	195	1004
5e »	Militaires...............	18	110
	Sans professions ou inconnues.	380	537
		788	2470

Les grandes disproportions que l'on remarque sur ces chiffres, sont en rapport à celles qu'a présentées la mortalité des deux époques.

Elles n'ont offert aucune observation digne de remarque, seulement on y voit que les professions salariées, dans lesquelles sont agglomérées toutes les classes les plus nécessiteuses, et dont le travail est le plus pénible, ont éprouvé plus de pertes que toutes les autres professions, en les comparant avec leur population respective, telle que nous l'avions établie dans notre première brochure.

ÉTAT

DES

OBSERVATIONS MÉTÉOROLOGIQUES

FAITES A L'OBSERVATOIRE ROYAL

DE MARSEILLE,

DU 1er JUILLET AU 31 OCTOBRE 1835.

OBSERVATIONS MÉTÉOROLOGIQUES.

DATES.	HAUTEUR du Baromètre à midi.	ÉTAT DU CIEL.	VENT.	Pluie recueillie au lever du Soleil.	Pluie recueillie au coucher du Soleil.

Juillet 1835. millimètres.

DATES.	HAUTEUR	ÉTAT DU CIEL.	VENT.	Pluie lever	Pluie coucher
1	762.25	Serein..............	O.	—	—
2	764.80	Brouil. ép. toute la jour.	O.	—	—
3	763.85	Quelq. nuag. b. très-ép.	O.	—	—
4	763.05	Serein de 4 h. 1/2 à 5 1/2.	N. O.	—	—
5	762.70	Quelques nuages......	S.	—	—
6	763.75	Nuageux.............	S.	—	—
7	763.60	Quelques nuages......	O.	—	—
8	762.15	Serein..............	O.	—	—
9	762.80	id.	N. O.	—	—
10	762.05	id.	S. E.	—	-
11	762.50	id.	N. O.	—	—
12	763.15	Quelq. lég. nuag. f.-rar.	S.	—	.
13	762.05	Quelques nuages	O.	—	—
14	759.30	Serein..............	N. O. f.	—	—
15	758.60	id.	O.	—	—
16	761.10	Q. nua. écl. au S.O.t. à 8.	S.	—	—
17	761.70	Quelques nuages......	O.	—	—
18	760.30	Nuag., pl. et ton. l'ap.-m.	N. O.	—	1.06
19	759.95	Q. écl. plui. à 5 h. et ton.	N. O.	—	2.11
20	761.25	Nuag., or. au N.E. pl. à 5.	N. O.	—	1.66
21	761.25	Couv., orag. au N.E. pl.	N. O.	—	26.58
22	762.25	Serein..............	N. O.	—	—
23	—	id.	O.	—	—
24	760.85	id.	O.	—	—
25	759.00	Très-nuageux........	S. O.	—	—
26	760.00	Nuageux.......	S. E.	—	—
27	762.15	id.	S. E. b. b.	—	—
28	763.65	Quelques nuages......	id. id.	—	—
29	763.00	Serein.............	O.	—	—
30	760.10	id.	N. O.	—	—
31	760.50	Nuageux.:..........	S.	—	—

31 41

OBSERVATIONS MÉTÉOROLOGIQUES.

DATES.	HAUTEUR du Baromètre à midi.	ÉTAT DU CIEL.	VENT.	Pluie recueillie au lever du Soleil.	Pluie recueillie au coucher du Soleil.
Août 1835.	millimètres.				
1	760.35	Nuag., écl. à 9 h. du s.	S. E.	—	—
2	758.65	id. p. et t. écl. à 8 h. s.	O.	25.77	—
3	759.00	id.	N.O. g. f.	—	—
4	760.35	Qq. nuages mais fort rar.	O.	—	—
5	761.55	Serein..............	O.	—	—
6	763.35	id.	N. O.	—	—
7	763.55	id.	S. O.	—	—
8	760.30	id.	N. O. f.	—	—
9	761.30	id.	N. O.	—	—
10	763.00	id.	N. O.	—	—
11	764.73	Qq. lég. nuag. fort rares.	N. O.	—	—
12	764.70	Qq. légers nuages	S. O.	—	—
13	763.15	Serein	S. E.	—	—
14	763.05	Nuag., pl. écl. à 8 h. du s.	S. E.	—	—
15	762.35	Très-nuag., pl. à 5 h. s.	N. O.	4.71	—
16	760.95	Serein..............,	N. O. f.	—	—
17	761.45	Quelques nuages........	O.	—	—
18	761.85	Couvert.............	S. O.	—	—
19	761.10	Tr.-nua. pl. à 2 h. ap.-m.	S. O.	—	0.41
20	759.20	Nuageux	S. O.	—	—
21	755.35	Nuag., pl. et t. toute la n.	S. E.	37.32	13.34
22	753.25	Couv., pl. et écl. à 10 h. s.	S. E. f.	—	1.77
23	761.10	Qq. lég. nuag, mais rares.	N. O.	—	—
24	757.65	Nuag., pl. de 6 à 8 h. du s.	S. E. b. b.	—	—
25	752.65	Nuageux.............	N. O. f.	5.42	—
26	752.00	Serein	N. O. f.	—	—
27	755.05	Quelques nuages........	N.O. g. f.	—	—
28	758.15	Nuageux............	O.	—	—
29	357.20	Serein	N. O.	—	—
30	756.30	Quelques nuages........	N. O.	—	—
31	756.70	Serein.............	O.	—	—
				73.22	15.52

Total de la pluie.. 88.74

OBSERVATIONS MÉTÉOROLOGIQUES.

DATES.	HAUTEUR du Baromètre à midi.	ÉTAT DU CIEL.	VENT.	Pluie recueillie au lever du Soleil.	Pluie recueillie au coucher du Soleil.
Septemb. 1835	millimètres.				
1	758.30	Quelques légers nuages .	O.	—	—
2	762.95	Quelques nuages.......	S. E.	—	—
3	766.25	id. id.	S. E. b. b.	—	—
4	763.15	id. id.	S. E. b. b.	—	—
5	761.10	Nuageux............	O.	—	—
6	762.75	Quelques nuages.......	O.	—	—
7	760.90	Couv., pl. à 5 h. 1/2 et t.	S. E. b. b.	0.45	5.57
8	757.85	Qq. écl., t. et pl. la nuit..	Variab.	0.31	—
9	755.80	Très-nuageux	N. O. f.	—	—
10	758.80	Serein.............	N. O. f.	—	—
11	757.90	Nuageux	N.O. g. f.	—	—
12	758.10	Nuag., pl. à 9 h. du soir.	N. O.	—	—
13	754.05	Nuag., pl., écl., ton. et v.	N.O. g. f.	11.28	—
14	759.30	Serein..............	N. O. f.	—	—
15	759.30	id	O.	—	—
16	758.55	Ser., pl. et élc. à 7 h. du s.	Variabl.	—	—
17	756.55	Couv., pl. toute la journ.	E.	8.03	18.99
18	754.85	Qq. nuag., la p. a c. la n.	N. O. f.	3.15	—
19	760.30	Qq. lég. nuages fort rar.	N. O.	—	—
20	762.35	Serein.............	Variabl.	—	—
21	763.30	id.	S. E. b. b.	—	—
22	761.35	id.	S. E. b. b.	—	—
23	760 95	Qq. lég. nuag. fort-rares.	S. E. b. b.	—	—
24	761.10	Serein	S. E. b. b.	—	—
25	760.20	Très-nuageux.........	S.	—	—
26	754.45	Couv. et pl. dans la jour.	S. E.	—	—
27	753.95	Très-nuag., pl. cette nuit.	O.	—	—
28	754.65	Quelques nuages.......	O.	—	—
29	757.45	Qq. lég. nuag. fort-rares.	O.	—	—
30	750.25	Couv., écl. dep. 7 h. du s.	S. E. f.	—	—
				23.22	24.56

Total de la pluie.. 47.78

OBSERVATIONS MÉTÉOROLOGIQUES.

DATES.	HAUTEUR du Baromètre à midi.	ÉTAT DU CIEL.	VENT.	Pluie recueillie au lever du Soleil.	Pluie recueillie au coucher du Soleil.
Octobre 1835.	millimètres.				
1	755.80	Ser., pl., éclairs la nuit..	O. g. f.	2.30	—
2	755.60	Quelques éclaircis......	S.E. b.b.	—	—
3	751.10	Couvert.............	O.	—	—
4	752.05	Couvert et pluie.......	S. E.	—	0.22
5	758.95	Quelques éclaircis......	O.	—	—
7	760.60	Nuageux.............	N. O.	—	—
8	760.85	Nuageux et pluie......	S.	0.41	—
10	750.40	Couvert et pluie.......	S.	—	8.86
11	745.40	Nuageux-.............	N. O. f.	2.45	—
12	753.45	Serein	N. O. f.	—	—
13	764.30	Nuageux	N. O. f.	—	—
14	761.75	Quelques nuages.......	N. O. f.	—	—
15	758.20	Nuageux.............	N. O. f.	—	—
16	761.65	Couvert.............	Nuag.	—	—
17	759.45	Serein	N. O.	—	—
18	760.05	Quelques éclaircis......	N. O.	—	—
20	758.15	Presque tout couvert....	N. E.	—	—
23	755.20	Serein.............	N. O. f.	—	—
31	762.25	id.	N. O. f.	—	—
				5.16	9.08

Total de la pluie.. 14.24

INFLUENCE ATMOSPHÉRIQUE.

Lorsque nous fûmes dans le cas de constater quelle influence l'état de l'atmosphère avait pu exercer sur l'épidémie à sa première apparition dans Marseille, nous eumes recours aux lumières d'un honorable fonctionnaire, M. Gambard, directeur de l'observatoire, enlevé trop tôt aux sciences et à ses amis.

Nous dûmes à sa bienveillance des tableaux intéressans qui déterminaient les variations de l'état atmosphérique pendant toute la durée de la première invasion ; ils sont annexés à notre première brochure ; en donnant de pareils tableaux pour la seconde période, nous avons lieu de pouvoir compter sur leur exactitude.

On remarqua, à l'époque du premier Choléra, que les recrudescences de l'épidémie à Marseille s'étaient toujours manifestées par un vent Nord-Ouest. (*Le Mistral*).

A la seconde époque, pour les journées les plus meurtrières, ce sont bien les vents du Sud-Ouest qui ont régné ; mais cinq jours avant ces funestes journées, le Nord-Ouest n'avait pas cessé de souffler. La température, pendant les deux mois de juillet et août, a subi des variations extraordinaires et le beau ciel de Marseille ressentit, pendant ces deux mois, des secousses électriques d'une fréquence et d'une force inaccoutumées dans nos climats.

La maladie s'est manifestée le 6 juillet par un seul décès qui n'avait été précédé d'aucune déclaration ; jusqu'au 11, on n'a compté que des cas isolés ; le 11, douze décès ; depuis le 11 jusqu'au 22, la mortalité s'éleva graduellement.

Le 22 on enregistra 58 cholériques décédés, et 21 morts de maladies ordinaires.

Le 23   81 Cholériques 13 Maladies ordinaires.

Le 24   121   idem   18   idem

Le 25   205   idem   29   idem

Cette journée fut la plus meurtrière ; à elle s'arrête la marche ascendante de la maladie : le 26 au matin on enregistra dans les bureaux de l'autorité, 469 déclarations de cas cholériques.

Les journées du 26 juillet au 31 furent encore bien fatales à la population; on enregistra dans ces six jours 683 décès cholériques

et 160 décès ordinaires.

En tout 843

A peu près deux mois de mortalité en état normal.

Dans les premiers jours d'août la maladie fesait encore des ravages ; mais vers le 6, le chiffre diminua sensiblement et alla depuis toujours en décroissant, avec quelques variations et quelques symptômes de légère recrudescence, attribués au retour prématuré des émigrés entassés dans la banlieue , et qui pour la plupart payèrent cher leur imprudence.

Le dernier décès cholérique fut enregistré le 23 octobre. De cette époque , tous les décès furent imputés à des maladies étrangères à l'épidémie, qui disparut alors tout à fait.

TABLEAU SYNOPTIQUE

DES

CAS DE CHOLÉRA

DRESSÉ D'APRÈS LA DÉCLARATION

DES

MÉDECINS, BUREAUX SANITAIRES, HOPITAUX
ET BANLIEUE.

TABLEAU Synoptique des Cas de Choléra dressé d'après la déclaration faite par les Médecins, les Bureaux Sanitaires, les Hôpitaux et la Banlieue.

Juillet 1835.	Choléra D'après les Médecins.	Cholérines D'après les Médecins.	Choléra d'après les Bureaux Sanitaires.	Cholérines d'après les Bureaux Sanitaires.	Choléra D'après les Hôpitaux.	Cholérines D'après les Hôpitaux.	Choléra dans la Banlieue D'après les Médecins.	Cholérines dans la Banlieue D'après les Médecins.	Choléra dans la Banlieue d'après les Bureaux Sanitaires.	Cholérines dans la Banlieue d'après les Bureaux Sanitaires.	TOTAL.
1	—	—	—	—	—	—	—	—	—	—	—
2	—	—	—	—	—	—	—	—	—	—	—
3	—	—	—	—	—	—	—	—	—	—	—
4	—	—	—	—	—	—	—	—	—	—	—
5	—	—	—	—	—	—	—	—	—	—	—
6	—	—	—	—	—	—	—	—	—	—	—
7	—	—	—	—	—	—	—	—	—	—	—
8	1	—	—	—	—	—	—	—	—	—	1
9	4	—	—	—	—	—	—	—	—	—	4
10	2	—	—	—	—	—	—	—	—	—	2
11	6	—	—	—	—	—	—	—	—	—	6
12	2	—	—	—	17	—	—	—	—	—	19
13	1	—	—	—	—	—	—	—	—	—	1
14	4	—	—	—	7	—	—	—	—	—	11
15	—	—	—	—	8	—	—	—	—	—	8
16	14	—	—	—	10	—	—	—	—	—	24
17	47	—	—	—	5	—	—	—	—	—	52
18	60	—	—	—	12	—	—	—	—	—	72
19	44	—	—	—	19	—	—	—	—	—	63
20	80	—	—	—	17	—	4	—	—	—	101
21	110	9	—	—	—	—	—	—	—	—	119
22	30	—	40	6	8	—	—	—	—	—	84
23	34	5	45	10	9	—	—	—	—	—	103
24	62	6	—	—	64	—	—	—	—	—	132
25	77	8	64	8	63	—	—	—	—	—	220
26	71	9	264	31	94	—	—	—	—	—	469
27	55	—	153	33	28	—	5	—	—	—	274
28	60	3	82	21	40	—	2	—	—	—	208
29	51	9	94	55	21	—	4	—	—	—	234
30	44	—	97	37	40	—	1	—	—	—	219
31	45	10	88	44	12	—	3	—	—	—	202
Totaux	904	59	927	245	474	—	19	—	—	—	2628

TABLEAU Synoptique des Cas de Choléra dressé d'après la déclaration faite par les Médecins, les Bureaux Sanitaires, les Hôpitaux et la Banlieue.

Août 1835.	Choléra D'après les Médecins.	Cholérines D'après les Médecins.	Choléra d'après les Bureaux Sanitaires.	Cholérines d'après les Bureaux Sanitaires.	Choléra D'après les Hôpitaux.	Cholérines D'après les Hôpitaux.	Choléra dans la Banlieue D'après les Médecins.	Cholérines dans la Banlieue D'après les Médecins.	Choléra dans la Banlieue d'après les Bureaux Sanitaires.	Cholérines dans la Banlieue d'après les Bureaux Sanitaires.	TOTAL.
1	115	22	100	47	10	—	3	—	—	—	297
2	52	6	72	21	14	—	11	—	8	7	191
3	57	6	58	8	—	—	5	—	4	11	149
4	42	6	50	18	9	—	9	—	9	1	144
5	23	2	39	22	6	—	3	—	—	2	97
6	30	3	27	12	7	—	14	—	3	1	97
7	15	2	23	13	3	—	2	—	5	—	63
8	11	2	29	15	—	—	3	1	—	6	67
9	11	—	21	7	3	—	2	2	1	—	47
10	9	5	23	6	3	—	11	—	1	—	58
11	9	1	16	7	1	—	2	1	2	—	39
12	16	2	20	5	2	—	4	1	1	1	52
13	2	—	12	7	—	—	—	—	1	—	22
14	9	—	21	5	1	—	1	—	1	—	38
15	6	—	11	6	2	—	5	—	1	—	31
16	8	3	20	7	6	—	2	—	2	—	48
17	5	3	19	12	2	—	1	—	3	—	45
18	4	—	28	11	1	—	3	—	4	—	51
19	7	1	14	2	1	—	2	—	1	—	28
20	8	1	13	1	1	—	3	—	—	—	27
21	13	—	17	3	3	—	—	—	1	—	37
22	3	2	8	2	1	—	1	—	5	—	22
23	8	2	19	2	—	—	2	—	1	—	34
24	14	1	27	6	1	—	—	—	3	2	54
25	16	—	17	4	1	—	—	—	—	—	38
26	12	—	19	1	2	—	—	—	1	—	35
27	15	1	13	4	3	—	2	—	—	—	38
28	10	1	18	4	1	—	2	—	—	—	36
29	6	1	12	—	—	—	1	—	—	—	20
30	2	1	8	2	—	—	2	—	—	—	15
31	5	—	4	—	4	—	—	—	—	—	13
Totaux..	543	74	778	260	88	—	96	5	58	31	1933

TABLEAU Synoptique des Cas de Choléra dressé d'après la déclaration faite par les Médecins, les Bureaux Sanitaires, les Hôpitaux et la Banlieue.

Septemb. 1835.	Choléra D'après les Médecins.	Cholérines D'après les Médecins.	Choléra d'après les Bureaux Sanitaires.	Cholérines d'après les Bureaux Sanitaires.	Choléra D'après les Hôpitaux.	Cholérines D'après les Hôpitaux.	Choléra dans la Banlieue D'après les Médecins.	Cholérines dans la Banlieue D'après les Médecins.	Choléra dans la Banlieue d'après les Bureaux Sanitaires.	Cholérines dans la Banlieue d'après les Bureaux Sanitaires.	TOTAL.
1	6	—	5	4	—	—	—	—	—	—	15
2	3	—	5	1	—	—	—	—	—	—	9
3	2	1	3	1	—	—	—	—	—	—	7
4	1	1	8	1	1	—	1	—	—	—	13
5	3	—	8	1	1	—	—	—	—	—	13
6	5	2	32	1	4	—	—	—	—	—	44
7	16	1	43	1	10	—	1	—	—	—	72
8	6	3	28	2	5	—	—	—	—	—	44
9	5	—	22	3	5	—	—	—	—	—	35
10	7	—	27	2	1	—	—	—	—	—	37
11	10	2	26	4	1	—	—	—	—	1	44
12	9	—	16	2	5	—	—	—	—	—	32
13	7	2	6	2	—	—	—	—	—	—	17
14	2	1	3	1	—	—	—	—	—	—	7
15	1	—	7	1	—	—	1	—	—	—	10
16	5	—	10	1	1	—	—	—	—	—	17
17	—	—	5	4	—	—	—	—	—	—	9
18	2	1	—	—	1	—	—	—	—	—	4
19	3	1	—	—	—	—	—	—	—	—	4
20	—	—	—	—	1	—	—	—	—	—	1
21	1	—	—	—	—	—	—	—	—	—	1
22	1	—	—	—	—	—	—	—	—	—	1
23	—	1	—	—	—	—	—	—	—	—	1
24	—	—	—	—	1	—	—	—	—	—	1
25	—	—	—	—	—	—	—	—	—	—	—
26	—	—	—	—	—	—	—	—	—	—	—
27	—	—	—	—	—	—	—	—	—	—	—
28	1	—	—	—	—	—	—	—	—	—	1
29	1	—	—	—	—	—	—	—	—	—	1
30	3	2	—	—	1	—	—	—	—	—	6
Totaux..	100	18	254	32	38	—	3	—	—	1	446

TABLEAU Synoptique des cas de Choléra dressé d'après la déclaration faite par les Médecins, les Bureaux Sanitaires, les Hôpitaux et la Banlieue.

RÉCAPITULATION.

DÉSIGNATION DES MOIS.	TOTAL DES CAS DÉCLARÉS CHOLÉRIQUES
JUILLET......................	2628
AOUT.......................	1933
SEPTEMBRE.....................	446
TOTAL.............	5007

Dans la première période de l'épidémie, on avait eu beaucoup de peine à recueillir des renseignemens, même approximatifs, sur le nombre exact des malades déclarés comme cholériques : on organisait alors pour cela un service qui s'est trouvé tout monté dans la seconde invasion.

L'exactitude des déclarations se ressentit d'abord des inconvéniens d'une organisation naissante. Nous ne crûmes pas convenable de faire connaître ces déclarations dont nous pouvions suspecter la ponctualité.

Au contraire, dans la seconde époque, il y a eu plus d'empressement, plus de zèle de la part des personnes en position et en devoir de fournir des renseignemens.

Les commissions sanitaires ont principalement tenu leurs registres avec un ordre et une précision remarquables.

MM. les présidens et les membres de ces bureaux avaient une attention toute particulière à rendre les secours efficaces, par la promptitude qu'ils mettaient à les porter chez tous les malades, sans acception de maladie.

Messieurs les médecins attachés aux bureaux secondaient admirablement un zèle aussi louable et des vues si philanthropiques. Les cas de choléra n'étaient déclarés à l'autorité qu'après qu'on en avait reconnu les véritables symptômes. De cette bonne direction, donnée à un si pénible service, il a dû nécessairement résulter une plus grande exactitude dans les renseignemens. C'est à elle qu'on a dû l'ordre conservé au milieu de tant d'élémens de désorganisation.

Nous avons pensé qu'un tableau de toutes ces déclarations, établies séparément pour chaque source où elles ont été puisées, pourrait être de quelque intérêt.

C'est ce qui nous a déterminé à le comprendre dans notre travail.

On y voit que les déclarations ont été, à fort peu de chose près, en totalité et dans chaque mois le double des décès ; ce qui serait une présomption qu'on aurait sauvé au moins la moitié des personnes attaquées.

Les décès du mois d'octobre seraient compris dans les malades déclarés en septembre.

On conçoit en effet qu'à cette époque la maladie avait cessé, mais que des constitutions faibles, chancelantes, légèrement atteintes aient combattu le mal plus long-temps de manière que lorsqu'elles ont succombé, on les ait, avec raison, signalées comme décédées du choléra, qui avait déterminé toute autre maladie et a été le principe de leur mort.

Dans ces 5007 déclarations il y en a eu 4282 de Choléra

et 725 de Cholérine.

5007

	Déclarations de Choléra.			TOTAL.
Les médecins ont fourni 1547		151 de Cholérine.		1,698
Les bureaux sanitaires. 1959	Id.	537	Id.	2,496
Les Hôpitaux........ 600	Id.	»	Id.	600
La Banlieue........ 176	Id.	37	Id.	213
	4282	725		5007

En l'état normal, Marseille a ordinairement 10 à 12 décès par jour; nous avions remarqué que, dans la première invasion, cette mortalité attribuée à d'autres maladies que le Choléra s'était élevée à une moyenne par journée de 14 morts. En effet, il y avait eu 1631 morts de maladies ordinaires en 111 jours qu'avait duré l'épidémie.

Pour la période qui nous occupe, nous avons constaté une mortalité de 1572 individus pour les maladies étrangères au Choléra. Sa durée ayant été de 118 jours, la moyenne des morts pour maladies ordinaires a donc été de $13 \frac{48}{118}$ par jour, ce qui établit une faible différence avec les résultats de la première invasion et même avec la mortalité en général en l'état normal de la santé publique.

TABLEAU DU DÉNOMBREMENT

DES

DÉCÈS CHOLÉRIQUES

DANS LES DÉPARTEMENS DU MIDI,

DU 1er JUIN AU 31 OCTOBRE 1835.

DÉPARTEMENT DES BOUCHES-DU-RHÔNE.

DÉSIGNATION DES LIEUX.	TOTAL DES DÉCÈS.	DÉSIGNATION DES LIEUX.	TOTAL DES DÉCÈS.
Marseille............	2470	*Report....*	3138
Aix................	200	Lambesc............	8
Arles..............	261	Fonsvieille..........	4
Saint-Chamas........	73	Saint-Remy..........	3
Eyguières...........	16	Mouriez.............	1
Berre..............	4	Trets..............	3
Maillanne..........	11	Sainte-Marie........	9
Cassis.............	7	Pélissanne..........	5
Tarascon...........	20	Fos...............	2
Gardanne...........	10	Senas..............	6
Grans.............	3	Orgon.............	4
La Ciotat..........	5	Peypin.............	3
Ceyreste...........	2	Cuges.............	3
Auriol.............	3	Martigues..........	43
Roquevaire.........	1	Aubague............	18
Marignane..........	23	Charleval..........	1
Les Pennes.........	2	Miramas............	6
Vitroles...........	5	Laroque............	3
Saint-Mitre........	9	Salon..............	3
Lançon............	4	Noyes ou Noves......	2
Istres.............	9	Puy Sainte-Réparade...	1
A Reporter....	3138	Total.....	3266

DÉPARTEMENT DU VAR.

DÉSIGNATION DES LIEUX.	TOTAL DES DÉCÈS.	DÉSIGNATION DES LIEUX.	TOTAL DES DÉCÈS.
Toulon	1024	*Report*	1566
Six-Fours	10	Vidauban	2
Soliers Pons	10	Varages	5
Saint-Cyr	17	Belgensier	4
Brignoles	62	Trans	5
Cotignac	29	Flayols	8
Gonfaron	12	Saint-Césaire	4
Pignans	13	Rians	16
Saint-Tropez	22	Laverdière	9
Fayence	45	Aups	8
Muy	21	Salerne	9
Ampus	21	Barjols	17
Cagnes	25	Correns	10
Draguignan	23	Roquebrune	3
Luc	7	Garreoult	2
Lorgues	111	Flassans	1
Castelet	1	Cariés	5
Cuers	7	Pujet Fréjus	1
Ollioules	7	Lamotte	1
La Seyne	13	Saint-Nazaire	5
Antibes	20	Chateauvert	4
Hyères	4	Grasse	19
Figanières	16	Villeneuve Loubet	2
Besse	5	Rovesclapon	1
Comps	1	Entrecasteaux	8
Leval	9	Tourves	1
Rougiers	8	Taverne	1
Lavalette	16	Cabres	1
Puger	1	Ginasserie	3
Exenas	3	Bras	1
Fréjus	3		
A Reporter	1566	TOTAL	1722

DÉPARTEMENT DU GARD.

DÉSIGNATION DES LIEUX.	TOTAL DES DÉCÈS.	DÉSIGNATION DES LIEUX.	TOTAL DES DÉCÈS.
Nîmes.	133	*Report.*	520
Beaucaire	53	Lacadière	1
St-Gilles	20	St-Giniez de Mallejols	36
Aramon	12	Villeneuve	7
Vallabrègues	13	Comps	3
Jonquières	13	Saumières	3
Redessan	15	Leverne	2
Roquebroussane	12	St-Laurent des Gonges	3
Lambes	1	Anduze	3
Uzès	1	London	9
Bouillargues	2	Durfort	44
Bellegarde	1	Rochefort	8
Sauve	31	Fontanes	1
Pont St-Esprit	2	Thézières	3
Fourques	2	Bourignargues	1
Montfrin	8	St-Jean des Fosses	5
Générac	17	Rousson	1
Alais	23	Ners	2
St-Dionisy	8	Vigan	1
St-Laurent d'Aigouze	13	Tavel	16
Vauvert	3	La Rouvière	1
Agde	137	Anbuis	1
A Reporter	520	TOTAL	671

DÉPARTEMENT DE L'HÉRAULT.

DÉSIGNATION DES LIEUX.	TOTAL DES DÉCÈS.	DÉSIGNATION DES LIEUX.	TOTAL DES DÉCÈS.
Montpellier	38	*Report*	236
Cette	16	Frontignan	4
Béziers	82	Lezignan Loube	2
Serignan	5	Agde	7
Puechabon	16	Pézénas	7
Meze	10	Lunel	5
Maureillan	34	Pignan	8
Marzolagne	9	Nizas	3
Lauzargues	5	St.-Chinian	1
Vias	8	Lignan	1
Bessau	8	Valergues	2
St.-Hybert	5	Hézignan Lévêque	4
A Reporter	236	TOTAL	280

DÉPARTEMENT DE VAUCLUSE.

Avignon	178	*Report*	116
Tolz	2	Latour-d'Aigues	4
Caderousse	17	Lapalud	1
Vaison	1	Pertuis	1
Lourmarin	4	Caumont	8
Puymeras	1	Cadenet	1
Faucon	1	Carpentras	3
Apt	4	Montdragon	5
Entraigues	2	Courtheson	10
Cavaillon	6	Villelaure	7
A Reporter	116	TOTAL	256

DÉPARTEMENT DES BASSES-ALPES.

DÉSIGNATION DES LIEUX.	TOTAL DES DÉCÈS.	DÉSIGNATION DES LIEUX.	TOTAL DES DÉCÈS.
Saint-Michel..........	7	*Report*....	145
Castelaune..........	30	Forcalquier..........	1
Saint-André..........	3	Barême.............	10
Greoulx.............	30	Mouriez.............	1
Montagnac..........	23	Manosque...........	4
Digne..............	22	Chaudon............	4
Riez...............	7	Menel.............	1
Soleiller...........	1	Esparon de Verdon....	1
Entrevaux..........	22	Moriez.............	2
A Reporter....	145	Total....	169

DÉPARTEMENT DES HAUTES-ALPES.

DÉSIGNATION DES LIEUX.	TOTAL DES DÉCÈS.
Gap..........................	13
Latourronde...................	2
Total........	15

RÉCAPITULATION

Des Décès Cholériques dans les départemens du midi, du 1ᵉʳ Juin au 31 Octobre.

DEUXIÈME INVASION.

DÉSIGNATION DES DÉPARTEMENS.	POPULATION.	NOMBRE DE DÉCÈS CHOLÉRIQUES
Bouches-du-Rhône............	359,473	3.266
Var.....................	317,501	1,722
Gard....................	337,383	671
Hérault.................	346,207	280
Vaucluse................	239,113	256
Basses-Alpes............	155,896	169
Hautes-Alpes............	129,102	15
Totaux.........	1,884,675	6,379

Nos observations sur le Choléra, ayant toutes été d'administration et de localité, nous n'avons pas dû pousser nos investigations hors du cercle dans lequel nous nous étions renfermés, et par conséquent rechercher les effets de la maladie dans la France entière ; nous avons pensé que c'était chose inutile que de répéter ce que les ouvrages des diverses localités ont décrit avec tant d'exactitude et de succès.

Cependant comme nous nous étions occupés du dénombrement des cas mortels de choléra, qui se sont présentés dans les départemens du Midi, savoir : des Bouches-du-Rhône, du Var, du Gard, de l'Hérault, de Vaucluse, des Basses et Hautes-Alpes, nous avons pensé que ce relevé, dont nous ne garantissons l'exactitude qu'en raison des soins que nous avons employés à l'établir, pourrait être bien placé à la suite de cet opuscule. On y trouvera la preuve que les départemens méridionaux les plus maltraités par le fléau, ont été ceux des Bouches-du-Rhône et du Var ; et les plus épargnés, ceux des Basses et Hautes-Alpes.

Dans les Bouches-du-Rhône, l'épidémie a ouvert 3,266 fosses, et seulement 15 dans le département des Hautes-Alpes.

Dans les Bouches-du-Rhône......	41 localités ont été cholérisées.
Dans le Var, il y en a eu........	60
Dans le Gard...................	43
Dans l'Hérault.................	23
Dans Vaucluse.................	19
Dans les Basses-Alpes..........	17
Dans les Hautes-Alpes..........	2
En tout........	205

Le Var est donc le département du Midi où le Choléra s'est répandu dans un plus grand nombre de localités.

Les Hautes-Alpes, celui où il a été le plus limité.

Sur la totalité des décès, le seul département des Bouches-du-Rhône a fourni plus de la moitié — 3,266, sur 6,379 — Ce déplorable chiffre de 3,266, notre département l'a fourni avec 359,473 habitans, en comparaison de 1,525,672 ames dont est composée la population des autres six départemens. C'est sur une superficie de 601,960 hectares que se sont ouvertes tant de tombes, tandis que 2,505,525 hectares qui forment la

superficie des six départemens réunis, mis en parallèle, n'ont eu à re-
couvrir en totalité que 3,113 cadavres.

La mortalité par département a été, pour celui des Bouches-du-Rhône,
qui a une superficie de 601,960 hectares, de 8 hes 2/3 par mille habit. env.

Pour le Var......	729,628	»	de 6 »	idem.
Pour le Gard.....	599,723	»	de 2 »	idem.
Pour l'Hérault....	630,935	»	de 1/2 »	idem.
Pour Vaucluse....	33,963	»	de 1 »	idem.
P^r les Basses-Alpes.	740,895	»	de 1 1/3 par 10 mille habitans.	
P^r les Hautes-Alpes.	553,569	»	de 1 1/11 par mille habitans.	

Dans ces divers départemens, sur 205 localités atteintes il y en a eu

38	qui n'ont compté que	1	décès.		
16	qui n'ont compté que	2	»		
20	qui ont compté.....	3	»		
15	idem.	 4	»		
14	idem.	 5	»		
42	idem.	.. de 6 à	10	décès.	
28	idem.	.. de 11 à	20	»	
13	idem.	.. de 21 à	30	»	
4	idem.	.. de 31 à	40	»	
3	idem.	.. de 41 à	50	»	
4	idem.	.. de 51 à	100	»	
6	idem.	.. de 101 à	500	»	
2	idem.	.. de 501 à	2000	»	et au-dessus.

205

INFLUENCE DES SECOURS.

Dans notre première brochure, nous avons rappelé les noms de toutes les personnes qui se dévouèrent, avec un courage puisé dans l'humanité, au soulagement des cholériques ; cette partie de notre tâche est la plus douce et la plus consolante : nous allons essayer de la remplir encore avec le plus d'exactitude possible dans ce second travail.

La nouvelle des ravages que le choléra exerçait à Toulon, excita un frémissement de douloureuse sympathie à Marseille ; un grand nombre de jeunes gens, la plupart étudians de médecine, s'empressèrent de se rendre dans ce foyer de mortalité, voici leurs noms : Henri de Lascaze, Vigne, Aplada, Drougnon, Ricard dit Peloux, Boulouvard, Maye, Vincent, Brumel, Michou, Ramet, Faybesse (1), Grelon, Schmit, Boistard, Ravina, Pellissier, Perrin, Semile, Castel, Nesme, Sorin, Roux Mingeaud, Jouve, Bonau, Gras, Saunier, Blanc, Dubois, Allard, Senez. Leur conduite à Toulon fut au-dessus de tout éloge, et nos paroles ne feraient qu'affaiblir, en essayant de les retracer, les actes d'héroïsme, d'inépuisable charité qui signalèrent leur séjour dans cette ville pestiférée. L'épreuve à laquelle ils soumirent leur courage recommença bientôt pour eux à Marseille ; ici nous voudrions, si le cadre que nous avons dû nous imposer ne s'y opposait, rappeler tous ces traits d'humanité qui renaissaient chaque jour plus nombreux, sous les coups si multipliés du fléau.

Une lutte s'était établie entre le dévouement et le mal ; lutte de chaque instant, pleine d'angoisses, rebutante, horrible, et personne n'a faibli dans cette bataille livrée au monstre. Aux noms si honorables de MM. Consolat maire de Marseille et Julliany, adjoint au maire, nous ajouterons ceux des conseillers municipaux, presque tous restés à leur poste ; ce sont MM. Dunoyer, Castinel, Xavier Richard, Fraissinet, adjoins ; Paranque, Ollivier, Capus, Beaussier, Arnavon, Hippolyte Rey, Elizée Baux, Dervieux, Rambaud, Clapier, Bourgarel, Bosonier, Rougemont, Joseph Reymonet, Fortoul, Nègre, les docteurs Cauvière et Reymonet, Maurandy, Paul Autran et Borely. Son mandat législatif retenait

(1) Faybesse est brigadier dans l'Octroi de Marseille.

notre honorable député, M. Reynard, à Paris ; MM. Tardieu, Bérard et Lauront ne purent à cause de l'état de maladie dans lequel ils se trouvèrent pendant l'invasion, prendre part aux travaux philanthropiques de leurs collègues. MM. Dunoyer, Fraissinet, se signalèrent par leur activité dans les bureaux de secours qu'ils présidaient ; cet éloge est dû à tous les présidens et à tous les membres des bureaux sanitaires et des ambulances ; mais la saleté et la misère du quartier des Grands Carmes a rendu bien dignes de n'être jamais oubliés, les services si multipliés, si empressés que la population malheureuse de tant de rues et de maisons infectées, reçut de MM. Paranque, Ollivier, Capus et Beaussier. Le Choléra tua plusieurs membres des commissions sanitaires, ils périrent en combattant : ce sont MM. Laveyrarie ; Adolphe Reymonet, fils du digne conseiller municipal de ce nom ; Besson, pharmacien ; Maistre, ancien employé aux contributions indirectes : les prêtres, les médecins honorèrent leurs ministères dans ces jours douloureux ; quelques-uns payèrent de leur vie leur dévouement.

Le mal emporta le docteur Reymonenq, qui, jeune encore, avait obtenu une réputation si belle, les docteurs Camatte, Borelly, Auguste Boyer de la faculté de Paris, et Guerlin, chirurgien major du 62e régiment d'infanterie. Le plus grand nombre des jeunes élèves en médecine, méritèrent bien de Marseille. Parmi les médecins étrangers qui vinrent dans notre ville, nous citerons M. le baron Larrey, qui trouva notre service médical parfaitement organisé ; MM. Jal, Bessières, Charles Hergt de Herldelberg qui resta attaché au bureau des Grands Carmes ; M. Montfalcon, médecin titulaire de l'Hôtel-Dieu et des Prisons de Lyon ; Perrussel, de Lyon ; Dubreuil, de Montpellier, et le professeur Rech.

Toutes les administrations firent leur devoir et aucun de leurs chefs ne les abandonna. La Douane, les Contributions Indirectes, l'Octroi qui comptent des personnels nombreux et dont le service est si pénible ont généralement fait des pertes ; mais grâces aux soins apportés au bien être des employés par les Directeurs de ces services, ces pertes ont été bien moins sensibles que l'intensité du mal ne le fesait craindre. Le Conseil Municipal, dans sa sollicitude et sur la demande du Préposé en chef de l'octroi, avait augmenté d'un cinquième le traitement des Préposés au dessous de 1000 fr.; ce supplément leur a été accordé pendant les trois mois que l'épidémie a sévi à Marseille.

La Santé publique et la Marine redoublèrent de précautions pour éloigner de notre port toutes les provenances des lieux infectés , qui auraient pu augmenter l'activité de l'épidémie et en prolonger la durée.

Les Administrateurs des Hôpitaux firent également preuve de ce zèle éclairé dont nous avons constaté les actes dans notre première brochure. Les mêmes dangers les trouvèrent à leur poste, avec non moins de dévouement et d'abnégation d'eux-mêmes.

M. Thomas, notre préfet, qui se trouvait malade à Paris quand le Choléra éclata, se mit en voyage pour retourner à son poste, dès que ses forces le lui permirent : il arriva le 7 août. Nous n'avons à signaler aucune désertion dans notre corps judiciaire, ni dans notre parquet , dont le premier substitut a vu ses talens et son dévouement récompensés par sa nomination aux fonctions de Procureur du Roi (1). Même zèle dans les Autorités Militaires , animées et soutenues par l'exemple de M. le lieutenant général comte de Danremont. Nous avons , dans le texte, payé le tribut de notre admiration à ces trois jeunes hommes qui surent si bien organiser le service des transports funéraires, quand la mort amoncelait tant de cadavres. Nous ne devons pas omettre que MM. Ponsard et Beisson, entrepreneurs du port de carénage , s'empressèrent de mettre à leur disposition plus de cent de leurs ouvriers.

(1) M. Emile Lepeytre , dont le frère , M. Frédéric Lepeytre, secrétaire en chef de la Mairie , seconda si bien le zèle de M. le Maire à l'époque du Choléra.

MESURES ADOPTÉES EN FAVEUR DES ENFANS DEVENUS ORPHELINS PAR SUITE DU CHOLÉRA (1).

Dans les deux invasions, la terrible épidémie, que nous achevons de décrire, n'avait pas fait descendre dans la tombe toutes ses victimes. Beaucoup de celles qui survivaient étaient plus à plaindre que les morts qu'elles pleuraient ; car le Choléra en s'éloignant, laissait sur chaque cercueil une femme privée de son époux, ou des enfans redemandant leur mère.

Les ressources humaines sont bien impuissantes pour calmer de telles douleurs.

La plupart des orphelins que le Choléra avait faits avec tant de promptitude et de cruauté demeuraient sans soutiens. La misère, la faim, et toutes les suites funestes d'un dénuement absolu, attendaient le plus grand nombre de ces pauvres enfans. Il leur fallait un appui : ils le trouvèrent dans l'administration qui, après avoir pourvu au soulagement de tous les malheureux frappés par le fléau, ne pouvait délaisser, sans secours, les infortunés qui leur survivaient. Elle invoqua la bienfesance marseillaise qui ne lui fit pas défaut; graces aux dons du gouvernement et aux offrandes des citoyens, on trouva les moyens d'ouvrir à ces innocens débris de cette horrible tempête des asiles où leur existence fut à l'abri des dangers qui la menaçaient. Les enfans au berceau furent confiés aux soins des dames de la Société Maternelle ; les orphelins de père et de mère furent d'abord placés, les garçons, à l'OEuvre de l'Association Religieuse des hommes, et les filles à l'OEuvre des Orphelines, dirigée par des demoiselles charitables de la ville.

Il restait à recueillir les orphelins de père ou de mère.

Les jeunes filles durent d'abord exciter plus particulièrement la sollicitude paternelle de l'autorité.

Une œuvre nouvelle venait d'être fondée à l'occasion même du Choléra,

---

(1) Nous devons les renseignemens sur les secours accordés aux orphelins des décédés cholériques à la bienveillance de M. Emy, secrétaire particulier du Maire.

Si nous n'avions craint d'entrer dans des détails qui auraient peut-être trop agrandi le cadre de notre opuscule, nous aurions reproduit en son entier un excellent travail, que nous avons été forcés d'analyser.

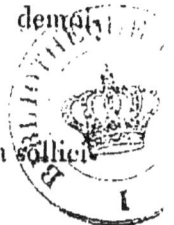

par la prévoyante philanthropie de plusieurs Dames de Marseille, sous le nom de *la Providence des Pauvres Filles*. Cette œuvre reçut immédiatement sa destination. Au moyen des fonds qui restaient disponibles, les jeunes filles les plus malheureuses, parmi celles qui avaient perdu l'un des auteurs de leurs jours, furent accueillies dans cette maison.

Ces enfans placés ainsi sous la tutelle de la ville où ils ont reçu le jour, et dans des asiles sûrs, n'en sortiront qu'avec un état qui les mettra à même de suffire à leurs besoins, et avec une éducation assez avancée pour leur faire éviter les dangers de leur jeunesse et de leur inexpérience.

La charité marseillaise s'est montrée bien grande dans ces jours de calamité. Si on n'a pu cicatriser toutes les plaies, on a du moins soulagé beaucoup de douleurs, essuyé bien des larmes.

FIN.

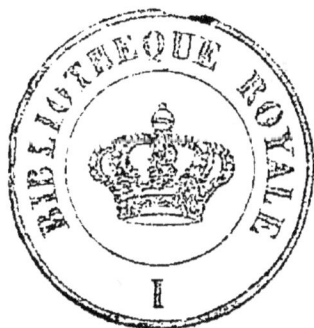

TABLE

DES MATIÈRES CONTENUES DANS CETTE BROCHURE.

FIN DE LA TABLE.